AF246412

PUBLICATIONS DU JOURNAL DES SCIENCES MÉDICALES DE LILLE.

PLAIE DE LA MOELLE ÉPINIÈRE

HÉMIPARAPLÉGIE SPINALE

Par le Dr J.-B. BOUCHAUD.

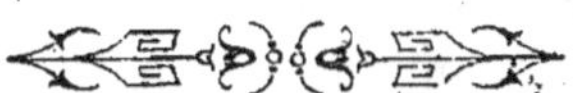

PARIS,
LIBRAIRIE J.-B. BAILLIERE ET FILS,
19, RUE HAUTEFEUILLE, 19
(près du boulevard Saint-Germain).
1882.

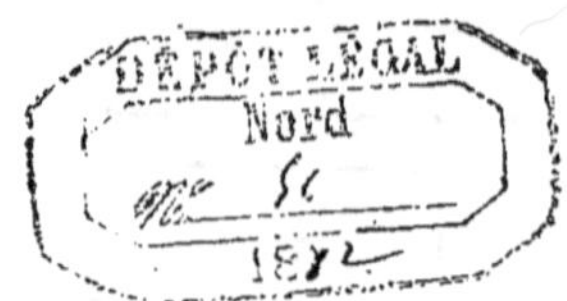
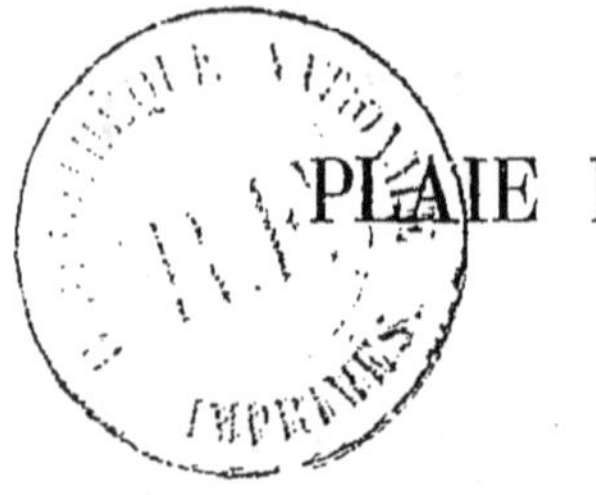

PLAIE DE LA MOELLE ÉPINIÈRE

(HÉMIPARAPLÉGIE SPINALE).

Reconnaître l'existence de lésions intéressant une moitié latérale de la moelle épinière est chose facile depuis que les travaux de M. Brown-Séquard ont mis en évidence les caractères de l'hémiplégie qui en est la conséquence.

Cette hémiplégie revêt, en effet, une forme spéciale et ne saurait être confondue avec celle d'origine cérébrale, qui est si commune, ni, quand les symptômes sont limités aux extrémités inférieures, avec les troubles qui peuvent résulter de lésions qui affecteraient les cordons nerveux provenant d'un seul côté de l'axe spinal. Très importante, comme on le voit, elle consiste essentiellement en une perte des mouvements du côté lésé, et une perte de la sensibilité du côté opposé, ce qui prouve, mieux que ne peuvent le faire les études anatomo-pathologiques et les expériences sur les animaux, que chez l'homme l'entrecroisement des fibres motrices se fait non dans la moelle mais à la partie inférieure du bulbe, et que celui des fibres sensitives s'opère, si on excepte celles qui appartiennent au sens musculaire, dans la moelle elle-même, à différentes hauteurs. Ces signes sont caractérisques et ne sauraient faire défaut, mais il en existe quelques autres d'une importance moindre qui sont susceptibles de varier. Leur pathogénie étant plus obscure, leur valeur diagnostique demande à être assise sur de nombreux faits. Il n'est donc pas inutile d'ajouter au petit nombre d'observations connues un nouveau cas de plaie d'une moitié latérale de l'axe médullaire, qui offre le double intérêt de confirmer la valeur des symptômes regardés comme constants, et d'être sur quelques points secondaires en désaccord avec ce qui s'observe habituellement.

N'ayant pas eu l'occasion de voir le malade dès le début de son affection, nous ne donnerons sur ce qui s'est passé avant

l'époque où il est venu à notre consultation du dispensaire,
d'autres renseignements que ceux qu'il nous a fournis lui-même:
mais nous croyons devoir ajouter qu'une confiance entière
nous semble pouvoir être accordée à ce qui nous a été raconté.

OBSERVATION. — Dew..., âgé de 41 ans, doué d'une bonne consti-
tution et jouissant d'une excellente santé, reçut un coup de couteau,
vers la partie supérieure de la région dorsale, le 10 juillet 1880.

Il fut frappé par un homme placé à sa gauche et un peu en arrière
l'instrument était très aigu et avait la forme d'un poignard.

Immédiatement il tomba à terre et perdit connaissance. Après être
resté 4 ou 5 heures dans cet état, il revint à lui et il s'aperçut alors
que la jambe droite était paralysée, mais qu'il pouvait faire agir la
jambe gauche et que ce dernier membre avait perdu sa sensibilité
alors que celui qui était paralysé avait conservé la sienne intacte.

Obligé de garder le lit, une eschare ne tarda pas à se développer
au niveau du sacrum. Elle existait, paraît-il, dès le huitième jour et
siégeait sur le côté gauche. Elle fut remplacée par une plaie qui
suppura pendant environ cinq mois et finit par se cicatriser.

Des douleurs apparurent dans les membres inférieurs et devinrent
extrêmement vives ; elles étaient intenses surtout dans la jambe
droite dont la sensibilité très exagérée rendait insupportable le
moindre contact. En même temps se manifestèrent des mouvements
involontaires, sous forme de secousses et de tremblements, très
prononcés et très fréquents du côté gauche, très peu marqués à droite.

Ces mouvements anormaux et les douleurs ont complètement
disparu depuis environ deux mois.

Peu après l'accident, le malade pendant plusieurs semaines, fut
tourmenté par des érections incessantes qui ont disparu pour faire
place à une impuissance absolue. Il reste quelques désirs, mais il
serait impossible de les satisfaire. Pendant la période d'excitation
génitale, les besoins d'uriner se faisaient fréquemment sentir et la
miction était très pénible. On ne fut cependant jamais obligé de
faire usage de la sonde.

État actuel. — Le 26 août 1881, le malade se présente à nous
dans les conditions suivantes :

Son état général est excellent. Il marche avec des béquilles, sa jambe gauche est assez forte pour le soutenir; mais il ne saurait faire une longue course.

Le matin, il se sent lourd, fatigué, abattu, et quand il a fait quelques mouvements, il se trouve mieux, il est beaucoup moins faible.

En arrière de la poitrine, est une petite cicatrice linéaire, à direction transversale, de 1 à 2 cent. de longueur, à gauche de la ligne médiane, entre le bord interne et supérieur de l'omoplate et la crête des apophyses épineuses, à peu près au niveau de la troisième vertèbre dorsale.

En bas, à la face postérieure du sacrum, existe une autre cicatrice, large comme la paume de la main et fort irrégulière; elle occupe surtout le côté gauche, mais elle dépasse la partie médiane et envahit le côté droit sur une petite étendue.

La jambe gauche n'est point paralysée, cependant elle est un peu plus faible qu'à l'état normal, peut-être à cause de la fatigue qu'elle éprouve à supporter le corps à elle seule. La jambe droite, au contraire, a perdu presque tous ses mouvements, le malade ne peut la soulever de terre quand il est debout, et quand il est couché, c'est à peine s'il peut, en faisant glisser son pied, la fléchir ou l'étendre dans de faibles limites. Les orteils sont immobiles, la paralysie étant ainsi plus prononcée à l'extrémité qu'à la racine du membre.

La paralysie s'étend aux muscles de la paroi abdominale du côté droit. Quand on ordonne au malade de faire des efforts, on voit ces muscles se contracter faiblement, alors que ceux du côté opposé se contractent avec énergie. Les muscles des gouttières vertébrales ne paraissent pas atteints.

Le membre inférieur droit ne présente aucune trace de raideur ou de contracture. On peut facilement lui imprimer toute espèce de mouvements; cependant, le malade affirme qu'il est souvent un peu raide et qu'il ne peut alors le déplacer aisément.

Les mouvements réflexes sont exagérés des deux côtés, mais ils paraissent l'être un peu plus à gauche qu'à droite. Si on chatouille ou si on pince les orteils, on provoque des mouvements, limités à ces organes quand l'excitation est légère, mais qui s'étendent au pied ou à tout le membre quand l'excitation est forte.

Les reflexes tendineux sont exagérés à droite. Si on fléchit le pied sur la jambe, immédiatement apparaît le phénomène connu sous le nom de tripidation épileptoïde, lequel cesse aussitôt que l'on opère la flexion des orteils.

Si on soulève la cuisse, en laissant la jambe pendante, et si l'on frappe sur le tendon rotulien, au lieu d'un mouvement unique, on provoque l'apparition d'une série de mouvements réguliers, peu étendus et rapides. La durée de ces oscillations serait indéfinie si, pour ne point incommoder le malade, on ne se voyait contraint de les arrêter, ce que l'on obtient soit en immobilisant la jambe, soit en comprimant le nerf crural au pli de l'aine ou le sciatique en arrière de la cuisse.

A gauche, pas de trépidation épileptoïde du pied, et si on percute le tendon rotulien, on n'obtient qu'un mouvement unique exagéré.

Si on électrise les muscles des membres inférieurs, avec les courants induits, on provoque des mouvements à peu près normaux à gauche, un peu affaiblis à droite.

La sensibilité, normale à droite, est considérablement affaiblie à gauche. L'anesthésie occupe tout le membre inférieur et s'élève sur le tronc jusqu'au cinquième espace intercostal, en s'étendant en avant et en arrière jusqu'à la ligne médiane.

La sensibilité à la douleur est très obtuse, il faut piquer ou pincer fortement avant de faire naître la souffrance.

Le sens du toucher n'est pas moins affaibli. Les pointes du compas doivent être distantes, quand on les applique sur la jambe, de 10 à 15 cent. pour que le malade cesse de les confondre en une seule impression. A droite, il suffit que cette distance soit de 1 à 2 cent. pour que la distinction devienne possible.

La température d'un corps chaud doit être assez élevée pour être perçue, sinon le contact seul est senti.

Le chatouillement, à la plante du pied surtout, est plus vite perçu que le simple contact, mais cette sensation est plus obscure que du côté opposé.

Le sens musculaire est conservé. Le malade, quand on lui ferme les yeux, s'aperçoit des divers changements de lieu imprimés à son membre, et quand il marche, il a parfaitement conscience de la résistance du sol. Il sait aussi reconnaître le point que l'on touche ou que l'on pince.

A droite, la sensibilité ne paraît pas être beaucoup plus exquise qu'à l'ordinaire, mais elle est au moins normale. Le sens musculaire seul a disparu. Si on ferme les yeux du patient et si on fait prendre à son membre diverses positions, il n'en a nulle conscience.

Sur le thorax, aux points correspondant à la plaie de la moelle, on ne constate, ni à droite, ni à gauche, les zones d'anesthésie ou d'hyperesthésie qui ont été signalées. Le malade affirme n'avoir jamais éprouvé de douleurs en ceinture au côté gauche du thorax, dans les parties qui sont situées au-dessus de celles où existe l'anesthésie, et la pression n'y est point douloureuse. A droite, on ne constate pas d'anesthésie ni d'hyperesthésie.

Le malade accuse seulement des douleurs subjectives dans le côté droit, à la partie inférieure du thorax et à la partie supérieure de l'abdomen. Ces douleurs, qui s'élèvent parfois jusqu'au niveau du mamelon, sont soulagées par une pression un peu forte, aussi le malade porte-t-il constamment une ceinture à ce niveau. Dans les membres inférieurs, les douleurs sont rares. L'hyperesthésie du côté droit a disparu.

La peau des membres inférieurs a le même aspect des deux côtés, et cependant, si on y applique la main, on sent immédiatement que la température est beaucoup plus basse à droite qu'à gauche. Cette différence de température a été constatée par le malade dès les premiers temps, il affirme que la jambe droite n'a jamais été plus chaude que l'autre, même peu après la blessure. En appliquant successivement un thermomètre sur les deux mollets, on obtient les résultats suivants :

> Mollet droit............................... 31°,2
> Mollet gauche .... 33°,4

Le même instrument placé dans l'aisselle donne une même élévation de 37°,2 pour les deux côtés.

Les jambes ne paraissent pas amaigris et la grosseur des deux mollets est sensiblement la même, elle est de 38 cent. pour le côté droit et 38 cent. 1/2 pour le côté gauche. S'il existe une atrophie à droite elle est ainsi bien peu considérable.

La partie inférieure du corps ne sue jamais, la tête au contraire se couvre facilement de sueurs , quand le sujet est au lit ou dans un lieu dont la température est un peu élevée. Ce trouble de la secrétion sudorale est beaucoup plus prononcé à droite, ainsi que nous le constatons nous-même, et cependant la peau de la face ne présente rien d'anormal de ce côté. On ne remarque pas davantage , à l'aide du thermomètre, que la température soit différente à droite et à gauche.

Aux yeux , on constate que la pupille droite est un peu moins étroite que l'autre, quoique aussi peu mobile, et le malade accuse un affaiblissement notable de la vue. Cette amblyopie, qui ne date que de quelques mois, s'est développée graduellement, elle est beaucoup plus marquée à droite. Autrefois la vue était excellente et égale des deux côtés.

Mon collègue M. Dujardin , après avoir examiné les yeux à l'ophthalmoscope, m'a remis la note suivante :

« O. D. : Décoloration légère de la papille avec amicissement des vaisseaux. V = 1/3.

» O. G. : Fond de l'œil normal. V = 2/3.

» Myosis très prononcé de chaque côté. Quand on cesse brusquement l'éclairage , les pupilles sont lentes à se dilater et la dilatation est toujours peu considérable. »

Le malade urine volontairement, mais fréquemment, et quand il est pressé par le besoin, il est obligé de le satisfaire, sous peine de voir l'urine s'échapper spontanément.

Les urines sont normales. Elles sont claires et transparentes; elles ne déposent point, elles sont acides et ne contiennent pas d'albumine. Il paraît qu'elles n'ont jamais été altérées.

Il n'existe plus d'érections, l'impuissance est complète.

La respiration et la circulation se font régulièrement et ne présentent rien d'anormal.

Rien à noter du côté des membres supérieurs.

Traitement. — Nous prescrivons des ventouses scarifiées à la région dorsale pour combattre la congestion de la moelle que révèle l'engourdissement des membres le matin , au moment du lever. Elles procurent un soulagement notable et font disparaître en partie les douleurs signalées au côté droit du tronc.

Les jours suivants on applique des courants continus le long de la colonne vertébrale et des douches sont administrées.

Le 23 septembre, le malade, après avoir éprouvé une amélioration sensible, nous apprend qu'il a ressenti dans la nuit du 21 au 22, un retour de ses anciennes souffrances. La nuit dernière il a encore beaucoup souffert. Les douleurs se sont manifestées surtout dans le membre inférieur gauche où elles prenaient le caractère de sensation de chaleur et de brûlure.

Le membre était en même temps le siège de mouvements spontanés, de secousses convulsives qui s'étendaient parfois au membre du côté opposé. Il y a plus de six mois qu'il n'avait rien éprouvé de semblable.

Il a également ressenti dans le membre supérieur droit un malaise spécial, caractérisé moins par des douleurs que par un besoin incessant de changer son membre de place, sans pouvoir trouver de soulagement. D'ailleurs, pas de mouvements involontaires dans le bras.

Actuellement la sensation de chaleur dans le membre inférieur gauche est beaucoup moins accusée. On s'assure qu'elle est purement subjective, puisque le thermomètre placé dans le creux poplité donne à peu près les mêmes températures que précédemment :

A droite........... 31°
A gauche........... 32°,5

Si on chatouille ou si on pince la plante des pieds ou les orteils, on obtient à gauche des mouvements très exagérés pouvant s'étendre, suivant le degré d'excitation, des orteils au pied ou à la jambe. Ces mêmes reflexes paraissent presque aussi exagérés du côté droit, on y provoque, comme à gauche, des mouvements saccadés qui se rapprochent de la trépidation épileptoïde.

Malgré la facilité avec laquelle on provoque les mouvements réflexes à gauche, sous l'influence du moindre chatouillement de la plante du pied, de la plus petite piqûre de la peau de la même région, on n'arrive point, en fléchissant le pied sur la jambe ou en redressant les orteils, à provoquer la trépidation épileptoïde. En frappant sur le tendon rotulien, on fait apparaître un simple mouvement d'extension de la jambe, un peu plus considérable qu'à l'état normal.

A droite, au contraire, où les secousses convulsives sont faibles et rares et n'apparaissent guère que sous l'influence d'une irritation, outre l'exaltation des reflexes cutanés, le clonus du pied et du genou est extrêmement prononcé.

Si on redresse les orteils, si on fléchit le pied sur la jambe, et même quelquefois à l'aide du chatouillement et de la piqûre de la plante du pied, on voit apparaître immédiatement une trépidation épileptoïde des plus notables. Le phénomène du genou, outre l'exaltation, se présente sous une forme spéciale. Si on percute le tendon dans les conditions ordinaires, ou même, le membre étant suspendu, si on se contente de mettre la jambe en mouvement ou de provoquer un reflexe en irritant la peau, on voit constamment la première oscillation être suivie d'autres oscillations qui graduellement deviennent plus rapides, plus brusques et moins étendues, sans que le membre atteigne la rigidité de la contracture. Ces oscillations doubles arrivent à dépasser le nombre de 120 à la minute et ne cessent que si on immobilise la jambe ou si on pratique une pression sur le nerf crural ou le sciatique.

Le 3 octobre, après l'application de ventouses scarifiées et l'administration du bromure de potassium et du seigle ergoté, l'état du malade s'est considérablement amendé. Le malaise ressenti dans le bras droit a entièrement disparu. Les sensations douloureuses de la jambe gauche ont beaucoup diminué, et si elle est encore le siège de quelques secousses convulsives, spontanées ou provoquées, ces secousses sont rares et peu étendues.

A la jambe droite se développe encore par moments un peu de raideur, mais les secousses n'y apparaissent que très rarement, sous l'influence d'une irritation un peu forte, et les reflexes tendineux du pied et du genou sont moins accentués. Cependant le reflexe rotulien continue à donner lieu à la même série de mouvements continus.

Les trois premiers orteils du côté droit sont le siège, depuis quelques jours, d'une douleur vive, spontanée, que la pression augmente.

Le 28 octobre, l'état est satisfaisant. Les orteils du pied droit commencent à se mouvoir, ils ne sont plus le siège d'hyperesthésie douloureuse. La trépidation épileptoïde du pied est plus difficile à faire naître. Les mouvements particuliers au reflexe rotulien persistent.

A gauche, les secousses convulsives spontanées ont disparu ainsi que la sensation de chaleur. Les reflexes y sont moins accusés.

La douleur du côté droit du thorax et de l'abdomen, de même que la constipation, qui est pénible et exige l'usage continu de substances purgatives, se fait encore sentir. On arrive à la calmer, mais non à la faire disparaître.

Le 20 *novembre*, le malade se trouve beaucoup mieux. Il remue les orteils du côté droit et n'y souffre plus. Il peut se tenir sur son membre droit et le soulever de terre quand il est debout.

La sensibilité revient à gauche. Les deux pointes du compas sont senties distinctement avec un écartement de 5 ou 6 centimèt. au lieu de 10 ou 12.

Les reflexes ont considérablement diminué. A gauche on les observe encore quand on chatouille la pointe du pied, mais ils sont faibles, et une piqûre les provoque difficilement; à droite ils sont rares et peu prononcés.

On remarque le fait intéressant que voici : une piqûre de la peau du mollet gauche doit être assez profonde pour provoquer un mouvement dans le membre qu'on irrite, tandis qu'une piqûre légère pratiquée sur le mollet droit fait naître très facilement un mouvement reflexe, non dans le membre inférieur droit, mais dans le membre inférieur opposé, le membre gauche.

La trépidation épileptoïde du pied droit n'apparaît plus; le phéno-mène du tendon rotulien subsiste encore avec les caractères que nous lui avons reconnus, mais moins constants; on détermine toujours un mouvement d'extension exagéré, mais ce mouvement est quelquefois unique et ne se répète plus d'une manière continue.

Le 2 *décembre*, l'amélioration a fait des progrès. A droite la force est plus grande et les mouvements sont plus étendus, à gauche la sensibilité est plus obtuse. De chaque côté les reflexes sont presque nuls, difficiles à provoquer. A droite la trépidation épileptoïde du pied ne se manifeste plus; mais le mouvement de la jambe, avec ses caractères d'oscillations continues, indéfinies, s'obtient très aisément quand elle est suspendue, soit qu'on frappe sur le tendon rotulien, soit qu'on pique la peau du mollet ou qu'on irrite la plante du pied, soit enfin qu'on imprime un simple mouvement oscillatoire à la jambe.

Si on compare ce qui vient d'être dit avec les phénomènes qui ont été signalés par M. Brown-Séquard [1] dans le cas de lésion d'une moitié latérale de la moelle épinière, phénomènes dont la valeur a été confirmée par les observations de M. Charcot et d'autres observateurs, on ne peut hésiter à admettre que la moitié droite de la moelle ait été blessée.

Les symptômes propres à cette sorte de lésions diffèrent pour le côté droit et pour le côté gauche, bien qu'un seul côté ait été lésé. C'est sur cette différence que se base le diagnostic, comme on peut le voir par le tableau suivant qui peut être considéré comme le résumé de ce qui a été observé dans le plus grand nombre des cas :

CÔTÉ DE LA LÉSION.	CÔTÉ OPPOSÉ.
Paralysie des mouvements volontaires.	Conservation des mouvements volontaires.
Perte (quelques cas) du sens musculaire.	Conservation du sens musculaire.
Hyperesthésie au toucher, au chatouillement, à la douleur et à la température dans les parties paralysées.	Anesthésie au toucher, au chatouillement, à la douleur et à la température dans les parties correspondant à celles qui sont paralysées de l'autre côté.
Zone d'anesthésie peu considérable dans les parties dont les nerfs naissent immédiatement au dessous du siège de la lésion.	
Zone d'hyperesthésie au dessus de la zone d'anesthésie.	Zone peu étendue d'hyperesthésie au dessus des parties anesthésiées. Réflexes musculaires plus exagérés de ce côté que de l'autre.
Mouvements convulsifs : soubresauts, tremblements ; trépidation épileptoïde, phénomène du tendon ; crampes, contractures.	
Troubles de la nutrition : peau (éruptions), muscles (atrophie aiguë), articulations (arthropathies).	Eschares (decubitus acutus).
Elévation de température dans les parties paralysées.	
Dilation des capillaires.	
Pupille : ordinairement contractée, rarement dilatée.	
Amblyopie.	
Sécrétion des sueurs : augmentée ou supprimée.	

[1] Brown-Séquard. *Journal de la Physiologie*, t. VI, 1863.

Les symptômes que nous avons constatés sont bien ceux qui viennent d'être signalés. L'identité n'est pas absolue, il existe quelques différences sur lesquelles nous devons appeler l'attention ; cependant il suffit, pour affirmer que le côté droit de la moelle a été seul lésé, de remarquer que la paralysie affecte la jambe droite et l'anesthésie la jambe gauche.

Le siège de la cicatrice lui-même, contrairement à ce qu'on pourrait croire de prime-abord, tend à prouver que le traumatisme a dû avoir un pareil résultat.

Le couteau, en effet, ayant pénétré dans les tissus, du côté gauche, à 2 centimètres environ de la ligne médiane, on est porté à supposer que la moelle aurait dû être blessée du même côté. Mais en examinant avec soin la disposition anatomique des vertèbres, on s'assure que cette opinion n'est point fondée. Les vertèbres dorsales sont munies d'apophyses articulaires qui forment de chaque côté en arrière la paroi du canal vertébral, ne laissant libre que la partie médiane qui est recouverte par la base de l'apophyse épineuse. C'est par cette ouverture médiane que le couteau dirigé de bas en haut, de gauche à droite, a pénétré jusqu'à la moelle, et cet organe protégé par les apophyses articulaires du côté gauche n'a été atteint que dans sa moitié droite. L'instrument, pour blesser l'autre moitié, aurait eu à transpercer les apophyses articulaires : c'est dire qu'il aurait rencontré une résistance trop difficile à vaincre.

Cette remarque est applicable seulement à la région thoracique, et non aux régions cervicales ou lombaires, où les apophyses articulaires s'écartent davantage et ne protègent plus aussi efficacement la moelle.

Nous n'avons pas à insister sur les grands traits de l'hémiparaplégie spinale : paralysie du côté blessé, perte de la sensibilité du côté opposé, mais nous devons nous arrêter sur les autres manifestations symptomatiques qui, susceptibles de varier, peuvent se présenter sous des formes très différentes.

La paralysie, en effet, en atteignant les muscles du membre

inférieur droit et ceux de la paroi abdominale du même côté , est en rapport avec les données de la clinique et celles de la physiologie, qui nous enseignent que les fibres nerveuses centrifuges s'entrecroisent, non dans la moelle , mais à la partie inférieure du bulbe : elle ne pouvait donc faire·défaut. Les autres troubles de la motilité se sont montrés au contraire avec des caractères qu'on observe rarement. C'est ainsi qu'on admet une exagération des mouvements réflexes du côté anesthétique, tandis que les mouvements spasmodiques s'observeraient du côté de la lésion.

Or nous voyons chez notre malade que , dès les premiers temps , les mouvements convulsifs , spontanés ou provoqués , qui ont été remarqués du côté droit , étaient peu prononcés, tandis que du côté gauche ils étaient très accentués , intenses et presque incessants. Plus tard (22 septembre) , après avoir disparu pendant plusieurs mois , ils se sont reproduits sous l'influence d'une exacerbation morbide que l'on ne saurait mieux expliquer que par une congestion du foyer de la lésion, vu le peu de durée de son existence, et là encore les mouvements anormaux ont atteint une très grande intensité à gauche, alors que du côté droit ils étaient nuls ou faibles.

Ces mouvements convulsifs du côté anesthétique sont très rares ; M. Brown-Séquard , dans son mémoire , ne cite qu'un cas de cette nature.

Quant aux réflexes musculaires ils sont de deux ordres, ceux qui naissent sous l'influence d'une excitation de la peau et ceux que provoque une irritation des tendons.

Les premiers , qui habituellement sont affaiblis et souvent nuls du côté lésé, se sont montrés ici à peu près aussi exagérés de ce côté que de l'autre.

Nous avons pu constater que cette exagération était surtout notable pendant la courte période, où nous avons signalé une recrudescence de la plupart des symptômes. Ils se manifestaient alors, à la suite du chatouillement ou d'une piqure, tantôt par un mouvement unique, tantôt par une série de mouvements saccadés. Plus tard, après la disparition de l'hypérémie, ils ont diminué des deux côtés, et sont devenus à peine marqués.

Les réflexes tendineux n'ont été bien étudiés que dans ces derniers temps[1]. Ils sont de la même nature que la trépidation épileptoïde, déjà connue depuis plusieurs années, et doivent être attribués, d'après des expériences récentes, à l'irritation des nerfs sensitifs, qui se rendent aux tendons et aux aponévroses qui entourent les masses musculaires. On les provoque quand on frappe sur les tendons, les muscles étant légèrement tendus, et en particulier quand la cuisse étant soulevée et la jambe pendante, on vient à percuter le tendon rotulien.

Cette sorte de mouvements reflexes a présenté quelques particularités intéressantes chez notre malade. On ne les a observés que sur le membre inférieur droit, la trépidation épileptoïde surtout ne s'est jamais montrée à gauche.

En relevant brusquement la pointe du pied ou les orteils à droite, il survient une série de secousses convulsives plus ou moins violentes, que l'on arrête en fléchissant les orteils.

Mais c'est en frappant sur le tendon rotulien du même côté, la cuisse étant soutenue et la jambe à demi fléchie, que l'on provoque l'apparition de mouvements absolument anormaux. Alors que du côté gauche on ne détermine qu'un mouvement unique, un peu exagéré, suivi de deux ou trois petites oscillations passives qui proviennent de la tendance de la jambe à reprendre son immobilité, ici les mouvements ont une toute autre allure. Ils se reproduisent indéfiniment sous forme d'oscillations égales, rapides et brusques, qui sont le résultat de la contraction alternative des extenseurs et des fléchisseurs de la jambe.

Cette série de mouvements ne paraît pas avoir été observée. D'ordinaire on ne provoque qu'un seul mouvement, comme du

---

(1) Consult. : Petitclerc. Des réflexes tendineux (Thèse de Paris , 1880). — Ollive. Du reflexe tendineux (in *Revue de méd.*, avril 1881).

côté gauche, et très rarement deux ou trois , à moins de frapper à plusieurs reprises sur le tendon, ce qui peut déterminer dans quelques cas l'apparition d'une rigidité tétanique. C'est ainsi que chez une de ses malades M. Brissaud a vu les mouvements devenir graduellement plus rapides et plus intenses, et se transformer en contractures (1). Nous n'avons pas vu cette contracture apparaître , mais comme nous venons de le dire , les contractions acquérir peu à peu plus de rapidité et de force et , après avoir atteint un certain degré , persister indéfiniment.

Nous avons compté plus de 120 oscillations doubles à la minute et si nous n'avions dû arrêter le membre, pour ne point fatiguer le malade , il est probable qu'il eût continué longtemps encore à se mouvoir.

Pour donner naissance à cette forme de mouvement continu, il suffit encore d'imprimer à la jambe une première impulsion, une seule oscillation, le branle une fois donné persiste.

Bien plus si, la cuisse étant encore soulevée, la jambe pendante et à demi fléchie, on pince la peau du pied, il survient un premier mouvement réflexe qui se répète , va augmentant de force et d'étendue, et ne cesse plus de se reproduire.

Ce phénomène semblerait indiquer que le réflexe tendineux a pour cause une irritation de la peau. Il n'en est rien, ainsi que l'ont prouvé des expériences faites sur les animaux et quelques faits cliniques. On peut trouver en effet chez le même individu l'abolition du reflexe cutané et l'exaltation du reflexe tendineux, comme chez les hystériques atteintes d'hémianesthésie ; ou inversement, chez quelques ataxiques, l'abolition du réflexe tendineux et l'exaltation du réflexe cutané. De sorte que nous devons admettre avec M. Charcot que « les phénomènes tendineux sont le résultat d'actions réflexes ; ils ont pour origine les nerfs centripètes aponévrotiques placés entre le muscle et

---

(1) Recherches sur la contracture permanente des hémiplégiques (Thèse de Paris, 1880).

le tendon, nerfs qui se rendent, avec les racines postérieures, aux cellules œsthésodiques de la moelle, qui sont elles-mêmes en rapport avec les cellules motrices des cornes antérieures; l'arc réflexe est complété par les cellules motrices et par les nerfs moteurs qui en partent. L'arc des réflexes tendineux n'est pas le même que l'arc réflexe musculo-cutané. »

Le phénomène en question est bien en rapport avec cette manière de voir. A la suite de l'irritation de la peau en effet, un mouvement de la jambe se produit, ses extenseurs se contractent et la lancent en avant, mais elle retombe bientôt et dans la chute elle agit sur le tendon rotulien qu'elle tiraille, de là un nouveau réflexe des muscles extenseurs. Les fléchisseurs interviennent en même temps. Leurs tendons étant soumis à une tension brusque, que leur imprime la contraction des muscles extenseurs, là est l'origine d'un réflexe qui les porte à se contracter. Ainsi s'expliquent ces mouvements oscillatoires incessants de la jambe. Ce ne sont pas en effet de simples oscillations pendulaires, ils sont plus rapides et plus brusques, comme saccadés, étant le résultat de contractions musculaires. Ainsi se trouve confirmée l'une des explications qui ont été données de la trépidation épileptoïde du pied.

Les réflexes cutanés s'étant montrés à gauche plus exagérés que du côté opposé, alors que les phénomènes du tendon n'y ont jamais été nettement constatés, il paraît naturel de conclure que les arcs réflexes tendineux et cutanés doivent suivre dans la moelle une voie différente et qu'il est possible de trouver le siège et la nature des lésions auxquelles on doit attribuer ces deux ordres de phénomènes.

On sait que le réflexe rotulien apparaît surtout dans la sclérose des cordons latéraux, qu'elle soit secondaire ou primitive, et qu'il précède habituellement l'apparition de la contracture. Il est donc l'indice que le cordon latéral droit subit, chez notre malade, au-dessous de la blessure, un commencement de dégénération. C'est du reste ce qu'annonce cette sensation de raideur que le malade éprouve de temps à autre. Cette dégénération aurait ainsi une influence plus marquée sur l'arc réflexe tendineux que sur le musculo-cutané.

Quant aux réflexes cutanés et aux mouvements spasmodiques spontanés, ils sont le signe d'une autre altération.

Les mouvements spontanés, soubresauts, tremblements, observés à gauche, s'expliqueraient en supposant que l'excitation causale avait son point de départ dans les régions supérieures à la blessure, en rapport seulement avec le membre inférieur du même côté.

Les réflexes cutanés dépendent surtout de la congestion de la substance grise. L'existence de cette hypérémie, dont l'action se fait également sentir sur les autres réflexes, est prouvée par l'exacerbation des symptômes que nous avons déjà mentionnés à plusieurs reprises. (Une recrudescence semblable à celle du 22 septembre : soubresauts à gauche, exagération considérable des réflexes cutanés à gauche et à droite, exaltation de la trépidation épileptoïde et du phénomène du genou à droite, s'est manifestée de nouveau le 3 janvier et a duré huit à dix jours.)

Il est un réflexe plus difficile à expliquer. C'est le mouvement que pouvait faire naître à un moment donné dans le membre inférieur gauche une irritation de la peau du membre opposé. A droite pas de mouvements alors, tandis que les mouvements du membre gauche étaient plus étendus et plus faciles à provoquer que si la peau de ce membre était elle-même irritée. Les théories que nous venons d'exposer sont ici insuffisantes à nous éclairer.

Les troubles de la sensibilité méritent aussi de nous occuper un instant.

La perte de la sensibilité siège, ainsi qu'on devait le prévoir d'après les travaux de M. Brown-Séquard, à gauche, du côté opposé à la lésion, et dans les parties dont les nerfs viennent des régions médullaires situées au-dessous de la lésion. La

sensibilité au contact, au chatouillement, à la douleur et à la
température, y est diminuée à très haut degré, tandis que le
sens musculaire y est conservé. A droite au contraire la sensibilité générale y est intacte, seul le sens musculaire y a été
trouvé absent. Bien que cette absence ait duré peu et qu'il ne
nous ait point été possible de faire un examen aprofondi, il
nous paraît bien difficile de ne pas admettre avec M. Brown-
Séquard que les diverses espèces de fibres sensitives sauf
celles qui appartiennent au sens musculaire s'entrecroisent
dans la moelle.

Si nous n'avons pas rencontré les zones d'hyperesthésie à
gauche, d'anesthésie et d'hyperesthésie à droite, il est possible
que l'anesthésie ait fait défaut à cause de la faible étendue de
la lésion (elle dépend des fibres nerveuses sensitives blessées
avant l'entrecroisement) et que l'hyperesthésie ait disparu,
comme a disparu celle du membre inférieur droit qui a été très
vive pendant un temps fort long.

Cette hyperesthésie a été très marquée dans les premiers
temps, dans tout le côté paralysé ainsi que cela s'observe en
général. Mais en disparaissant entièrement, ce qui est rare, sa
disparition n'a pas entraîné celle de l'anesthésie, du côté gauche, ce qui devrait être si, comme le pense M. Vulpian, cette
dernière était une conséquence directe de l'hyperesthésie et
non le résultat d'une section des fibres sensitives après leur
entrecroisement.

Cette hyperesthésie serait toujours généralisée, d'après
quelques auteurs. Ne l'ayant pas observée nous-même au
début, nous devons admettre qu'il en était ainsi alors, mais
remarquons que plus tard, lors de sa réapparition, elle s'est
localisée sur quelques orteils seulement.

Il existe encore du côté droit du thorax et de l'abdomen
une douleur que la pression calme, et qui, n'étant point de
l'hyperesthésie, peut être considérée comme de nature subjective. Des douleurs du même genre ont été observées pendant

la période congestive, apparue en septembre. Dans le membre
inférieur gauche, elles avaient le caractère de brûlures, et
dans le membre supérieur droit elles se présentaient sous
forme d'un besoin pénible et incessant de mouvoir le membre.

Ces dernières sensations subjectives s'expliquent par l'hypérémie de la substance grise, à laquelle nous avons déjà attribué
l'exagération des réflexes et les mouvements spasmodiques
spontanés qui existaient en même temps, bien mieux que par
une inflammation des méninges ou des racines sensitives des
nerfs qui vont au membre inférieur du côté gauche, par
exemple.

L'eschare s'est montrée dès les premiers temps, vers le 8e
jour comme cela est habituel, et du côté anesthésié comme
cela arrive en pareil cas, d'après M. Charcot. La plaie qui lui
a succédé a duré fort longtemps, et malgré la gravité d'une
pareille complication, elle a fini par se cicatriser.

Nous ne rechercherons pas la cause de cet accident, sur
laquelle on discute encore. Nous ferons remarquer seulement
l'absence des autres troubles de la nutrition qui coïncident
habituellement avec celle-ci. En effet, d'après M. Charcot,
« d'une manière très générale, on peut dire que les lésions
spinales qui produisent le decubitus acutus sont aussi celles
qui donnent naissance à l'atrophie musculaire rapide et aux
autres troubles du même ordre (1). »

Les muscles du membre inférieur droit sont, il est vrai, un
peu atrophiés ; mais ils le sont trop peu pour qu'on puisse
attribuer cet état non à l'inertie, mais à la lésion nerveuse.
Quand l'influence de celle-ci se fait sentir, c'est dès le début
qu'elle se manifeste et l'atrophie suit une marche très rapide.
Pour les mêmes raisons, la contractilité électrique des muscles
est conservée, ce qui est une nouvelle preuve que la substance
grise n'a subi aucune dégénérescence.

La température des membres inférieurs est très inégale et,

---

(1) *Leçons sur les maladies du système nerveux*, t. I, p. 97, 1875.

contrairement à ce qui s'observe d'ordinaire , elle est du côté
paralysé inférieure à celle du côté opposé au lieu de lui être
supérieure , ce qui rend très difficile l'explication du phénomène. En effet , si l'hyperthermie habituelle des parties para-
lysées s'explique suffisamment par une paralysie des vaso-
constricteurs , la même théorie ne saurait convenir au phénomène inverse.

La peau des membres inférieurs ayant le même aspect de
chaque côté et rien n'indiquant la congestion ou l'anémie, il
est difficile d'affirmer, comme on l'admet en général, que
l'abaissement de température soit ici directement en rapport
avec l'état de la circulation périphérique.

On ne peut considérer comme plus satisfaisante l'opinion de
Hutchinson , qui pense que l'abaissement de température est
constant à une période avancée, puisque notre malade affirme
que, dès le début, sa jambe droite était plus froide que l'autre.
Le refroidissement du membre paralysé a d'ailleurs été observé
dans d'autres cas, qui sont également en opposition avec cette
manière de voir. Tels sont ceux de Carter et de Riegel. Il est
dit dans le fait de Carter ([1]) que « le côté anesthétique est
souvent, au toucher, plus chaud que le côté paralysé » , et
dans celui de Riegel ([2]), que « la température des deux côtés
du corps , mesurée comparativement , est constamment plus
élevée à droite » (côté de l'anesthésie).

Enfin l'œil du côté de la lésion est atteint d'amblyopie , et
avec l'ophthalmoscope on ne découvre que de légères modifi-
cations de la papille. Ces altérations peu prononcées ne s'ac-
cordent nullement avec l'idée d'un travail inflammatoire
comme l'admet Clifford Albutt. Elles sont plutôt l'indice d'un
trouble de la circulation, ou mieux encore d'une simple lésion
de nutrition.

---

(1) Brown-Séquard. *Journal de Physiologie*, t. VI, p. 245.

(2) *Rev. Sc. méd.*, 1873, t. II, p. 700.

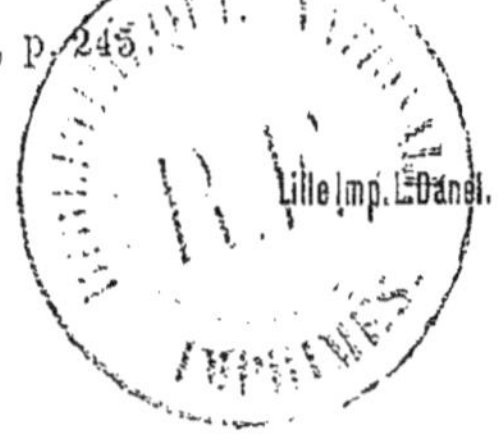